gonin

T 42
8

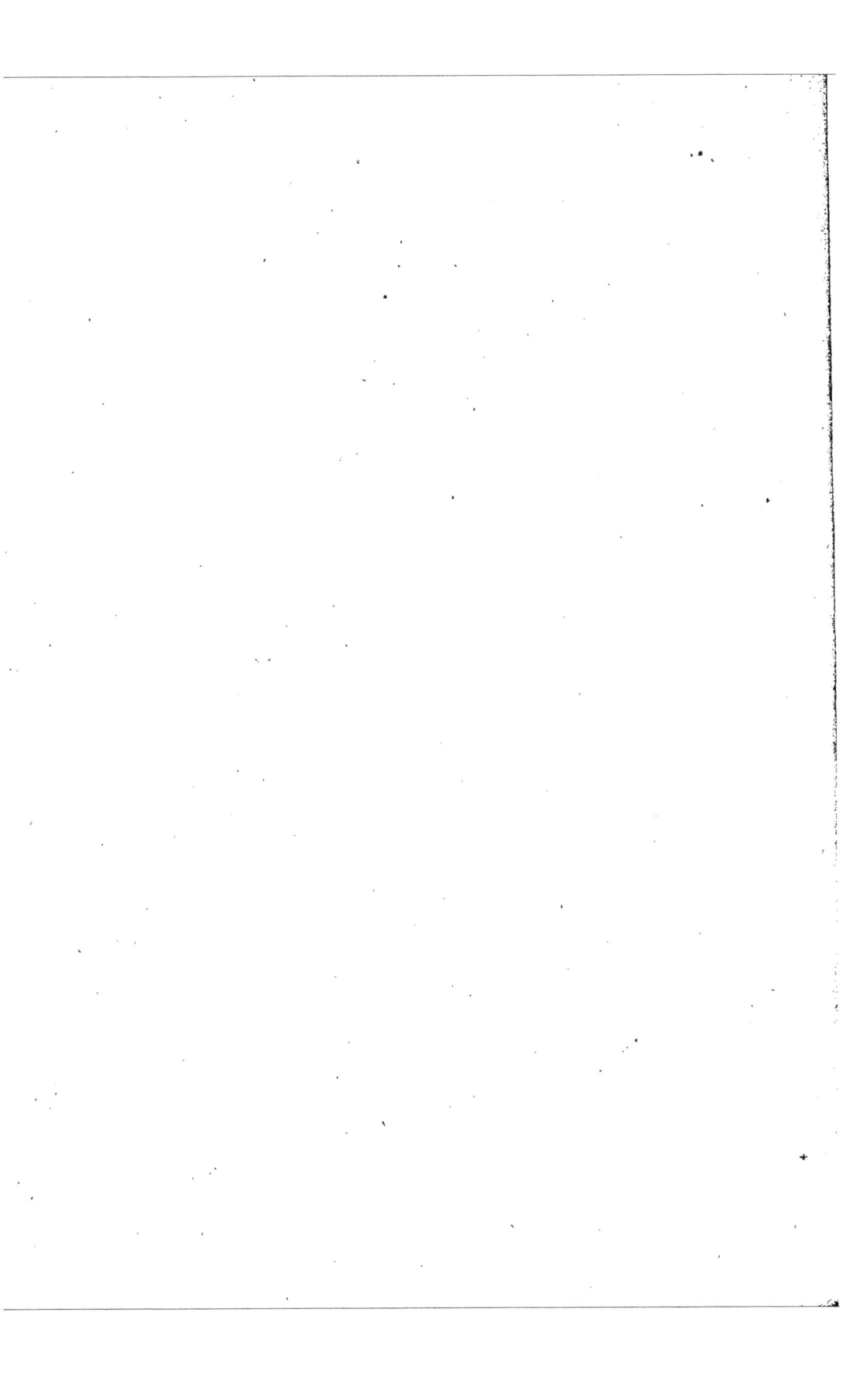

Te $\frac{42}{8}$

DE

L'APPLICATION DU FEU

DANS LES

MALADIES CHIRURGICALES,

par

J. B. Igonin,

DOCTEUR EN MÉDECINE DE LA FACULTÉ DE PARIS,

MÉDECIN DES SALLES D'ASILE

ET DE PLUSIEURS BUREAUX DE BIENFAISANCE

DE LA VILLE DE LYON.

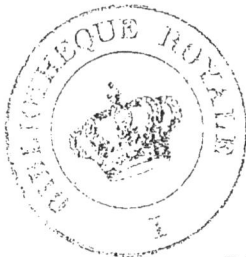

LYON.

IMPRIMERIE DE L. BOITEL,

QUAI SAINT-ANTOINE, N° 36.

17 Décembre 1834.

DE

L'APPLICATION DU FEU

DANS LES

MALADIES CHIRURGICALES.

—◦◦◦—

Nous rendre compte nous-même des divers raisonne-
mens dont on se sert pour appuyer telle ou telle opinion, en peser scrupuleusement la valeur, s'en rapporter
à sa propre expérience, s'il est possible, ét étudier d'a-
vance les résultats que l'on veut obtenir dans le traitement d'une maladie, telle doit être la conduite d'un médecin vraiment consciencieux, d'un médecin praticien tra-
vaillant dans l'intérêt de l'humanité, si digne à tous égards
de nos réflexions, dans l'intérêt de la science aux progrès
de laquelle il doit chaque jour concourir.

Quelle que soit la partie de la médecine que l'on veuille
étudier et approfondir, l'on ne voit partout que contradiction, partout qu'opposition aux idées primitivement
émises. L'occasion que j'ai eue de proposer un nouveau
genre de moxa m'a engagé à m'étendre sur un sujet tant
préconisé par les anciens et presque abandonné par les
modernes, l'application du feu. Ce moyen employé dans
le traitement des maladies chirurgicales a, de tout temps,
donné lieu à beaucoup de discussions, et après avoir
consulté l'opinion des auteurs, je suis encore à me de-

mander ce que je peux conclure d'une foule de faits qui
n'ont entr'eux aucune ressemblance quant aux résultats.
Peut-être serait-il plus sage de ma part de m'en rapporter
aux différens témoignages qu'en ont rendus plusieurs
hommes éclairés et de me confier aux résultats de l'expérience, sans aller chercher de nouvelles théories : cependant raisonner autant qu'il est permis de le faire en médecine étant, selon moi, le meilleur moyen de ne pas
s'égarer, essayons de faire connaître les idées que je me
suis formées sur ce point de la science.

Je ne remonterai point à l'histoire de la cautérisation
par le feu, dont on ignore l'origine. Depuis les temps les
plus reculés, chez les peuples les plus barbares et les
moins éclairés dans l'art de guérir, il paraît, d'après le
rapport des auteurs qui ont écrit sur ce sujet, que le feu a
été un des moyens le plus employé. Les anciens le re-
gardaient comme un remède divin et ils avaient telle-
ment partagé pour lui cet enthousiasme si commun quand
il s'agit de quelque remède nouveau, que, sans limiter ses
propriétés, ils en étendaient l'usage à toutes les maladies.
Mais il en fut de ce moyen comme de tous les autres ;
d'abord préconisé, il fut tour à tour abandonné et renou-
velé ; enfin on finit par en reconnaître l'utilité dans quelques maladies seulement : c'est ainsi que les Chinois et
les Japonais employaient le feu, surtout dans ce qu'ils
appelaient *catarrhe rhumatismal* ; Prosper Alpin rapporte
que les Arabes et les Egyptiens savaient très-bien user de
ce moyen d'après les lois de la sympathie ; Linnœus nous
apprend que les habitans de la Laponie suédoise, dé-
pourvus de médecins, ne connaissent pas de plus grand
remède que le feu dans toutes les maladies accompagnées
de quelque inflammation sensible à l'extérieur, telles que
le mal de dent, des yeux, la colique, la pleurésie, etc.

Toutes les observations que l'on trouve citées dans les
auteurs en faveur de la cautérisation per le feu, suffisent
sans doute pour en reconnaître les effets ; l'on sait de
quels succès est accompagné ce moyen dans ce que les

anciens appellent humeurs froides, dans les engorgemens séreux et lymphatiques des articulations, dans les gibbosités, les exostoses, les caries, dans les luxations spontanées, et c'est dans ce dernier cas surtout que j'ai vu l'application du feu avoir les meilleurs résultats. Ici se présente à mon esprit une observation prise parmi celles que j'ai recueillies et qui me paraît assez intéressante pour mériter d'être citée : un enfant du sexe féminin, âgée de huit ans environ, fut amenée, il y a deux ans, à l'Hôtel-Dieu, et placée à la salle Saint-Paul pour une luxation de l'articulation iléo-fémorale gauche qui s'était opérée à la suite d'une chûte sur la hanche il y avait quatre mois. Depuis deux mois seulement l'enfant avait présenté un raccourcissement assez considérable qui la mettait dans la nécessité de porter des béquilles. Le jour de son entrée on l'examina (c'était le matin à la visite), et on reconnut qu'il y avait en effet un raccourcissement d'environ un pouce et demi. Le chirurgien jugea à propos de lui faire appliquer un moxa sur l'articulation même; ce que je fis à l'instant. Mais la douleur que ressentit la malade et l'indocilité que l'on trouve ordinairement chez les enfans de cet âge, ne me permirent pas de terminer l'opération : le feu que j'appliquai au moyen de coton atteignit à peine l'épiderme. Le soir, pensant que la malade serait plus docile, je renouvelai l'opération, mais qui, comme la première, fut incomplète; cependant, malgré les mouvemens désordonnés de l'enfant, je parvins à faire pénétrer le feu jusqu'au derme seulement; il y eut une irritation assez sensible à l'extérieur, semblable à celle produite par le vésicatoire et sans escarre. A l'instant même le raccourcissement si évident avant l'opération disparut, la malade se leva et marcha avec la plus grande facilité. Elle quitta ses béquilles et sortit parfaitement guérie le lendemain du jour de son entrée. Une guérison aussi prompte, aussi instantanée paraît peut-être peu authentique; mais un assez grand nombre d'élèves en ont été les témoins oculaires pour me mettre dans le cas de combattre les doutes que l'on pourrait manifester à cet égard. Maintenant à quoi attribuer la guérison de cet enfant? Comment en expliquer le mécanisme? doit-on l'attribuer aux mouvemens brusques occasionnés par la douleur : ou bien peut-on penser qu'elle est le résultat du déplacement d'une irritation fixée dans l'intérieur de l'articulation qui, par l'effet du moxa, se serait transportée au dehors : en un mot, peut-on voir là une métastase? Je ne saurais me prononcer ni pour l'une ni pour l'autre de ces deux opinions ; toutefois doit-on attribuer cette guérison à l'application du feu quels que soient du reste les effets auxquels il a donné lieu ; ne fut-elle que le résultat des mouvemens dont nous avons parlé. Mais doit-on s'estimer toujours aussi heureux? des effets aussi marqués ne sont-ils pas quelquefois démentis par l'expérience? Je puis, pour ainsi dire, me dispenser de répondre à cette question. Sans doute vouloir appliquer le feu dans toutes les maladies avec la conviction qu'il produira toujours l'heureux effet qu'on en attend, ce serait le placer sans discernement; ce serait le mettre en discrédit en compromettant les cas dans lesquels il a procuré les plus promptes guérisons. Mais sans nous arrêter à préciser ici ceux dans lesquels on doit y avoir recours, examinons en peu de mots quelle est son action sur l'économie vivante et les formes variées sous lesquels il a été administré.

Les anciens qui faisaient jouer un grand rôle à l'humorisme, ne voyant dans toutes les maladies qu'afflux d'humeurs vers la partie affectée, considéraient le feu sous trois points de vue différens : 1º comme émollient, premier degré de son action en diminuant selon eux la cohésion des solides et des fluides dans la partie échauffée'; 2º comme atténuant, c'est-à-dire en divisant les molécules intégrantes des fluides qui sont moins éloignées, en leur donnant la plus grande fluidité ; 3º enfin comme dessicatif, en faisant exhaler les liqueurs soumises à sa plus grande action.

Après la découverte de la circulation, l'on n'eut pas

des idées plus claires sur ce point ; on pensa alors que les
humeurs qui se portaient sur les organes malades n'a-
vaient point de vaisseaux particuliers chargés de les trans-
porter dans la périphérie de l'organisme, mais que ces
humeurs étaient fournies par le sang; cette théorie ne
changea rien au premier système ; les médecins ne s'en
conduisirent pas moins d'après leur opinion primitive.
Enfin Pouteau, chirurgien en chef de l'Hôtel-Dieu de
Lyon, qui vivait au 18e siècle et qui a si bien illustré la
chirurgie lyonnaise, Pouteau n'eut pas des idées plus
exactes sur la manière d'agir du feu : l'agitation tumul-
tueuse, dit ce célèbre chirurgien, excitée dans la partie
échauffée par la cautérisation, peut être comparée à celle
d'une fièvre aiguë locale. Qu'appelle-t-il fièvre aiguë locale? entend-il par ces mots l'abord des humeurs ou de
l'âcre irritant, selon ses expressions, dans le point malade? C'est ce qui est probable; car au temps où vivait
Pouteau, l'on n'avait encore conçu aucune idée sur la
doctrine physiologique à qui, plus tard, Broussais donna le
jour. En voulant faire ressortir les avantages du feu, et les
comparant à ceux des caustiques, Pouteau ajoute : Que la
douleur que le feu fait ressentir est un mal, mais que c'est
le moindre mal possible, comparée avec la douleur qui est
inséparable de l'usage des caustiques; il prétend que les
caustiques n'opèrent que par irritation et que cette irritation ne peut être le résultat de l'action du feu : que cette
irritation des caustiques est toujours à charge, toujours
contre nature et qui n'a jamais rien de vivifiant. En avançant que la douleur produite par le feu est moindre que
celle des caustiques, Pouteau n'a sans doute point fait
attention qu'il se trompait; car en avançant cette opinion
il est en contradiction, non seulement avec l'expérience,
mais encore avec lui-même, puisqu'il préfère l'usage du
feu à celui des caustiques et qu'ailleurs il regarde la douleur produite par le feu comme un moyen propre à avancer la guérison par le trouble que cette action produit
dans le système nerveux. Pouteau ne tombe pas dans une

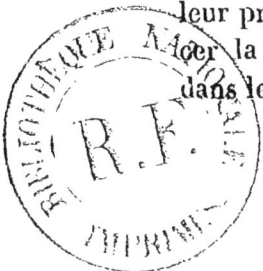

erreur moins grave quand il ose avancer que les caustiques n'opèrent que par irritation, tandis que le feu n'en
produit aucune; quelle que soit la manière de voir de ce
chirurgien, je crois qu'il est du nombre de ceux qui, à
tout prix, veulent faire comprendre à leur lecteur ce qu'ils
ne peuvent peut-être pas comprendre eux-mêmes : sans
donc nous arrêter plus long-temps à réfuter des opinions
qui doivent paraître bien faciles à résoudre, qu'il me soit
permis de faire connaître ce que je pense à cet égard.

Je sais que dans le plus grand nombre des cas il est
difficile de se rendre un compte exact et satisfaisant de
l'action des médicamens sur l'économie; et, s'il faut le
dire, c'est un des points qui laissent la médecine bien en
arrière de ce que nous la désirerions, et le plus souvent
on ne peut que rendre témoignage à l'expérience. Mais
quelque peu fondé que soit un raisonnement, il faut toujours y avoir recours ; et si les théories auxquels ils don-
nent lieu ne sont aujourd'hui que des hypothèses, elles
peuvent à l'avenir conduire à de nouvelles découvertes et
éclairer l'esprit égaré dans un sentier encore si peu
connu.

Le feu, quelle que soit la forme sous laquelle on l'ad-
ministre, présente, selon moi, toujours la même indi-
cation et a pour effet le même résultat : la seule différence
qui puisse exister, consiste dans la manière plus ou
moins prompte avec laquelle il agit et la profondeur à
laquelle il pénètre. Ainsi, quelle différence établissez-
vous entre l'application du fer rouge sur la peau, entre le
moxa au moyen du coton ou de toute autre substance de
ce genre et entre les caustiques ; quand on applique le fer
rouge, que se passe-t-il ? on produit dans le point sur lequel on agit une irritation instantanée qui change sur-le-
champ le mode de vitalité de la partie, en attirant au-
dehors un germe d'irritation fixée dans l'intérieur d'une
articulation, par exemple ; on imprime au système nerveux une secousse subite, un trouble qui se manifeste
par une douleur plus ou moins vive; en un mot, on pro-

duit le même effet que lorsqu'on applique un vésicatoire, seulement l'action est beaucoup plus prompte; elle est portée à un degré d'irritation plus grand qui ne permet point d'apercevoir les différens degrés dont cette action est susceptible. Lorsqu'on a recours au moxa avec le coton, Pouteau admet deux phénomènes; l'un primitif, dans lequel l'action du feu est considérée par lui comme propre à réunir en un foyer les parties anormales secretées; l'autre secondaire, qui ne commence à avoir lieu qu'après six ou sept jours, c'est la suppuration. Cette suppuration? selon lui, ne suffit pas pour entraîner au dehors la cause qui entretient la maladie; néanmoins il lui reconnaît quelque chose de spécifique, et prétend qu'elle diffère entièrement de la suppuration fournie par l'application des vésicatoires. Mais pour bien faire comprendre les phénomènes qui ont lieu dans l'application du feu tel que je le comprends moi-même, il faut chercher à reconnître ce qui se passe dans une inflammation : que se passe-t-il ?

La circulation prend une activité plus grande, les capillaires sanguins sont gorgés d'une plus grande quantité de sang dans la partie enflammée, et en admettant que les autres fluides sont fournis par le sang, ces fluides doivent être secrétés en plus grande quantité que dans l'état naturel. Mais qu'arrive-t-il? Bientôt le sang, retenu en quelque sorte comme stagnant, finit par changer de nature; il s'altère, se désorganise; les fluides qu'il fournit ne sont plus de même nature que ceux qui composent nos tissus et auxquels ils donnaient primitivement naissance; il y a sécrétion anormale. Enfin si l'inflammation arrive à un degré plus élevé, non-seulement elle fait parvenir cette sécrétion anormale à un état de désorganisation plus complète, mais elle se répand dans les parties environnantes et sous-jacentes qui ne tardent pas à fournir une suppuration d'autant plus abondante que le tissu cellulaire est en plus grande quantité dans la partie affectée. D'après cela j'admettrai trois effets différens dans l'action du feu appliqué sur l'économie vivante : le premier sera une irritation caractérisée par la rougeur et la douleur, quoique ces deux phénomènes n'existent pas toujours, au moins d'une manière sensible ; le second, une sécrétion plus abondante de fluide de même nature d'abord que ceux qui composent nos tissus ; enfin, le troisième consiste dans l'altération de ces mêmes fluides, la suppuration. Comme les autres désorganisations ne sont que la conséquence de celles dont je viens de parler, et que d'ailleurs lorsqu'une maladie est arrivée à ce point, le feu doit avoir peu d'influence sur le changement favorable qu'on en attend, je me dispenserai de m'étendre davantage sur ce sujet. Dire maintenant avec Pouteau que la suppuration, résultat de l'application du feu, n'est pas la même que celle des vésicatoires, je crois qu'il eut été difficile à ce chirurgien de pouvoir soutenir une assertion aussi erronée que celle qu'il a avancée. Admettre que la suppuration dans deux maladies différentes n'est pas de même nature, c'est-à-dire ne contient pas les mêmes élémens l'une par rapport à l'autre, j'y consentirais encore ; mais avancer que dans le rhumatisme, les vésicatoires n'ont pas eu les heureux résultats obtenus par l'application du feu et en trouver la cause dans la différence que présente, selon lui, la suppuration dans l'un et l'autre cas, c'est tout-à-fait, selon moi, vouloir prouver ce que le bon sens ne saurait admettre. Je pourrais m'étendre davantage sur un point susceptible de soulever beaucoup de discussions, en développant l'action du feu appliqué à telle ou telle maladie ; mais sans m'écarter de mon sujet, je craindrais fatiguer nos lecteurs ; les données générales que je viens d'émettre suffisent, je pense, pour faire connaître mon opinion. Il ne me reste maintenant qu'à parler des formes variées sous lesquelles le feu a été administré et celles de ces formes que l'on doit préférer.

Au rapport de Pouteau, les brûlures si familières aux anciens se faisaient avec un grand nombre de substances différentes suivant la nature des parties sur lesquelles ils plaçaient le feu ; ces idées n'étaient dans le fond que l'ouvrage de la prévention. Ils attribuaient à chacune de ces matières embrasées, ainsi qu'à l'or, à l'argent, au cuivre, au fer, des propriétés différentes ; mais le fer était le plus généralement employé ; quelques chirurgiens ont encore recours à ce moyen dans beaucoup de maladies et en particulier dans ce que Boyer appelle tumeurs blanches, dans certaines gangrènes, certains cancers, etc. Aujourd'hui le feu est le plus souvent employé sous forme de moxa que l'on fait avec diverses substances : celles qui sont le plus généralement employées sont le coton, les feuilles d'armoise, l'agaric, la moelle de sureau : mais c'est surtout le coton dont on se sert. La découverte de ces substances n'appartient point aux modernes : car de tout temps elles paraissent avoir été employées au moins chez les nations étrangères : ainsi les Japonais, au rapport de Kempfer, se servent pour moxa d'une espèce de coton ou duvet fournie par les feuilles d'armoise desséchées et battues ; Prosper Alpin, médecin italien, qui a fait au Grand-Caire un séjour de plusieurs années, certifie que les peuples de cette contrée se servent généralement de coton : Pouteau est le premier en France qui ait introduit le moxa fait avec le coton : selon ce chirurgien, lorsqu'il faut mettre le feu sur la peau, le coton est sans contredit la substance la plus commode. Jusque là on n'a eu égard qu'à l'activité plus ou moins grande de telle ou telle substance : ce n'est que dans ces derniers temps qu'en reconnaissant l'efficacité du feu, on a cherché à apporter quelques modifications dans la manière de s'en servir et à découvrir quelque moyen qui pût rendre ce procédé moins dur et moins cruel : car telles sont les idées que s'en forment les malades et plus encore ceux qui n'y ont jamais été soumis : l'horreur que ce procédé inspire et qui l'avait fait proscrire pendant plusieurs siècles est encore portée au point qu'un chirurgien pourrait difficilement y avoir recours en ville où il ne manquerait pas de mettre en discrédit sa réputation. Ce n'est point sans raison, il faut l'avouer si on lui adresse de pareils reproches : cherchons donc un moyen qui puisse

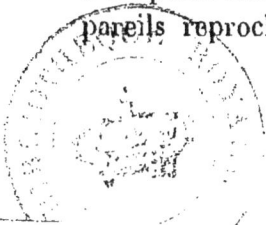

épargner aux malades des souffrances auxquelles on ne saurait jamais trop les soustraire.

Depuis peu une nouvelle substance vient d'être proposée pour moxa, par M. le docteur matthieu Bonafous de Turin. Ce savant agronome qui a publié un travail sur l'histoire naturelle et agricole du maïs, dans lequel il considère cette graminée dans ses rapports avec l'hygiène et la médecine, a pensé que la moelle pouvait, comme celle du sureau et de l'héliante annuel, être employée pour l'application du feu dans les maladies. Ayant connaissance des essais qu'on a faits pour préparer des moxas au nitrate de potasse, il a soumis la moelle du maïs à cette préparation ; voici comment on procède : après avoir bien dépouillé la moelle de son écorce et l'avoir coupée en cylindres plus ou moins longs, on la fait dessécher et on la soumet ensuite pendant une heure à l'ébullition d'une dissolution de nitrate de potasse d'abord peu concentrée : après cette première opération on l'expose à la chaleur douce d'un four ou au soleil, afin que tout le liquide qui se trouve dans son intérieur s'évapore. L'on coupe les cylindres ainsi préparés en morceaux à des distances plus ou moins éloignées, suivant le volume du moxa que l'on veut employer. On soumet de nouveau ces petits cylindres à une dissolution plus concentrée que la première pendant demi-heure, puis on les expose au soleil, comme dans le cas précédent, jusqu'à dessication parfaite. Ce moxa, tel que je viens de le décrire, en réunissant tous les avantages que présentent les autres procédés, a celui de brûler seul ; il épargne par conséquent au chirurgien la peine d'entretenir le feu au moyen du soufflet ou du chalumeau de M. Larrey ; il épargne de plus aux malades des souffrances plus longues, par la rapidité avec laquelle il agit en produisant le même effet, et il le soustrait en même temps à la vue de tous les préparatifs que nécessitent les autres procédés et qui en ne leur inspirant que de l'horreur, ajoutent encore à la souffrance qu'ils endurent avant même d'y avoir été soumis.

L'on reproche au moxa que je propose plusieurs incon-véniens, mais auxquels j'ai essayé de remédier ; les voici : pour première objection, on a trouvé que le moxa brûle avec trop de rapidité, et par conséquent n'agit point sur les tissus avec assez de lenteur. Ici, se présente une question : savoir si l'action du feu doit être instanta-née, ou doit agir par degré : je crois l'avoir assez résolue en indiquant l'action du feu sur nos tissus ; je n'y revien-drai donc pas ; mais du reste admettons encore que cette objection soit valable ; voici comment j'ai tâché d'y mettre obstacle : j'ai entouré de coton en laine le cylindre préparé, et je l'ai recouvert par une enveloppe de tissu coton. Cette enveloppe a l'avantage d'entretenir le feu lorsque quelque circonstance arrête l'opération et de ra-lentir en même temps l'effet de la cautérisation. D'ail-leurs l'on aurait encore un moyen d'obvier à cet inconvé-nient, si jamais c'en est un, en diminuant la concentra-tion de la dissolution de nitrate de potasse ; on peut même en agissant ainsi mesurer approximativement la profondeur à laquelle on veut pénétrer dans les tissus.

Un second reproche qu'on a fait à ce genre de moxa, est de brûler en laissant à l'état fluide le nitrate de potasse qui tend à couler sur les parties environnantes, et par conséquent à donner lieu à une escarre beaucoup trop étendue. Cette objection est vraie ; mais j'ai pu y re-médier. A cet effet, j'ai fait construire deux instrumens : l'un désigné sous le nom de pinces à anneau d'un pied de longueur à peu près, composé de deux branches s'arti-culant ensemble et terminées à l'une de leurs extrémités les plus près de l'articulation par un bec applati et re-courbé en forme de demi-croissant, qui, en s'écartant l'une de l'autre, forment l'anneau et embrassent le moxa dans toute sa circonférence. Mais cet instrument n'est destiné qu'aux moxas ordinaires ; il a la faculté d'augmen-ter ou de diminuer la pression du coton qui compose le cylindre ; on sait que cette circonstance n'est pas indiffé-rente suivant le degré de chaleur que l'on veut obtenir.

Pouteau dit : que le coton soit aussi serré qu'il sera possible, parce qu'alors le feu sera plus actif. De plus il m'a paru utile en ce qu'il facilite et rend plus sûre la main du chirurgien

Le second instrument que l'on peut appeler tige à anneau, est tout simplement une tige en fer égale en longueur au précédent, et surmonté par un anneau continu sans articulation, au moyen duquel, en comprimant la circonférence de la partie recouverte par le moxa, j'agis de telle sorte que le nitrate de potasse fondu n'a prise que sur le point occupé par le moxa et renfermé dans l'anneau. Du reste, eu égard à la facilité d'opérer qu'il donne au chirurgien, il présente les mêmes avantages que la pince à anneau.

Il n'y pas long-temps qu'on a voulu substituer aux substances précédemment préconisées la moelle de l'héliante annuel. Séduit par les éloges qu'on avait adressés à ce nouveau genre de moxa, je m'abandonnais à ce principe quelquefois trop généralement répandu : *Magister dixit :* et je m'en rapportais au témoignage de l'auteur avant d'en avoir fait l'essai, lorsque sur le point de publier mon Mémoire, j'ai été engagé à faire quelques expériences comparatives à ce sujet. Les résultats que j'ai obtenus m'engagent à avouer que l'on peut aussi, comme la moelle du maïs, employer avec avantage celle de l'héliante. Cependant, si l'on doit considérer comme inconvénient la superposition des fibres dans la moelle de sureau, qui du reste présente un volume trop peu considérable pour faire des moxas d'une grosseur convenable, l'on trouve aussi cet inconvénient dans l'héliante qui présente une moelle dont les fibres sont non-seulement superposées, mais qui en se desséchant, se détachent de distance en distance sous forme de petits plateaux arrondis d'une ligne d'épaisseur environ, et dont les surfaces sont recouvertes par une pellicule très-mince. Cette substance, pour être employée comme moxa, exigerait donc que l'on réunît ensemble plusieurs de ces plateaux, afin d'en former un tout qui pût donner lieu à un moxa de grosseur convenable ; mais cet inconvénient n'en serait pas un ; car on peut y remédier en dépouillant la moelle de l'héliante avant sa dessication. La raison qui m'engage à donner la préférence à la moelle de maïs, repose sur la densité des tissus. L'on sait, comme le dit Pouteau, en parlant des moxas faits avec le coton, que l'activité du feu sur l'économie est plus ou moins grande, suivant que le tissu est plus ou moins serré ; comme ce principe peut et doit s'appliquer aux substances dont il est question ici, le peu de densité que présente la moelle de l'héliante, doit la faire considérer comme ne devant agir que superficiellement, tandis que la moelle du maïs agit plus profondément snr les parties de l'économie avec lesquelles il est mis en contact ; elle réunit donc des conditions plus avantageuses pour atteindre le but qu'on se propose, quand on a recours à ce genre de médication.

Ici, se termine ce que j'avais à dire sur la manière d'employer la cautérisation par le feu. Je n'ai point encore eu l'occasion à la vérité d'employer le moxa que je propose un assez grand nombre de fois, pour qu'il me soit permis d'en assurer les succès ; cependant les expériences auxquelles je me suis livré et les résultats que j'ai obtenus jusqu'à ce jour, me font espérer de voir répandre l'usage d'un moyen qui, sans valeur quand à son prix, peut devenir très-utile dans un hôpital où se présentent si souvent les cas dans lesquels on y a recours.

YGONIN,
Docteur en médecine.

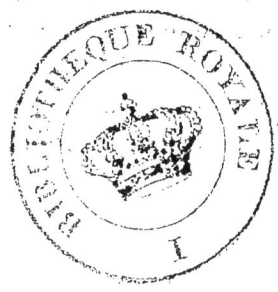